U0308388

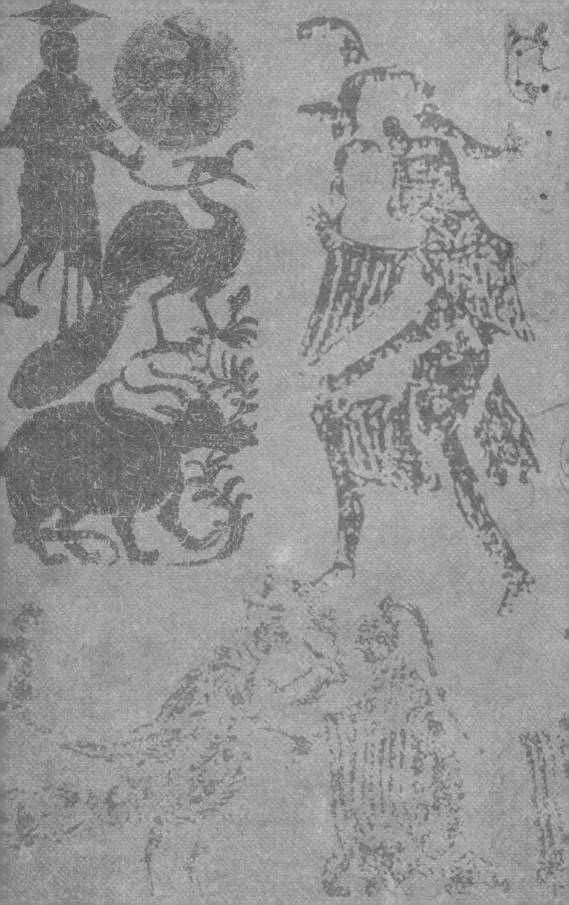

中国古医籍整理丛书

芷园素社疟疟论疏

明·卢之颐 撰

向 楠 校注

中国中医药出版社

·北 京·

图书在版编目（CIP）数据

芷园素社疟论疏／（明）卢之颐撰；向楠校注. —北京：
中国中医药出版社，2016.11
（中国古医籍整理丛书）
ISBN 978 - 7 - 5132 - 3243 - 2

Ⅰ. ①芷… Ⅱ. ①卢… ②向… Ⅲ. ①疟疾 - 中国 - 明代
Ⅳ. ①R531. 3

中国版本图书馆 CIP 数据核字（2016）第 063420 号

中 国 中 医 药 出 版 社 出 版
北京市朝阳区北三环东路 28 号易亨大厦 16 层
邮政编码　100013
传真　010 64405750
保定市中画美凯印刷有限公司印刷
各地新华书店经销

＊

开本 710 × 1000　1/16　印张 4.5　字数 31 千字
2016 年 11 月第 1 版　2016 年 11 月第 1 次印刷
书　号　ISBN 978 - 7 - 5132 - 3243 - 2

＊

定价　15.00 元
网址　www.cptcm.com

国家中医药管理局
中医药古籍保护与利用能力建设项目
组织工作委员会

主 任 委 员 王国强

副 主 任 委 员 王志勇　李大宁

执 行 主 任委员 曹洪欣　苏钢强　王国辰　欧阳兵

执行副主任委员 李　昱　武　东　李秀明　张成博

委　　　　员

各省市项目组分管领导和主要专家

　　（山东省）武继彪　欧阳兵　张成博　贾青顺

　　（江苏省）吴勉华　周仲瑛　段金廒　胡　烈

　　（上海市）张怀琼　季　光　严世芸　段逸山

　　（福建省）阮诗玮　陈立典　李灿东　纪立金

　　（浙江省）徐伟伟　范永升　柴可群　盛增秀

　　（陕西省）黄立勋　呼　燕　魏少阳　苏荣彪

　　（河南省）夏祖昌　刘文第　韩新峰　许敬生

　　（辽宁省）杨关林　康廷国　石　岩　李德新

　　（四川省）杨殿兴　梁繁荣　余曙光　张　毅

各项目组负责人

　　王振国（山东省）　　王旭东（江苏省）　　张如青（上海市）

　　李灿东（福建省）　　陈勇毅（浙江省）　　焦振廉（陕西省）

　　蔡永敏（河南省）　　鞠宝兆（辽宁省）　　和中浚（四川省）

项目专家组

顾　问	马继兴	张灿玾	李经纬		
组　长	余瀛鳌				
成　员	李致忠	钱超尘	段逸山	严世芸	鲁兆麟
	郑金生	林端宜	欧阳兵	高文柱	柳长华
	王振国	王旭东	崔　蒙	严季澜	黄龙祥
	陈勇毅	张志清			

项目办公室（组织工作委员会办公室）

主　任	王振国	王思成			
副主任	王振宇	刘群峰	陈榕虎	杨振宁	朱毓梅
	刘更生	华中健			
成　员	陈丽娜	邱　岳	王　庆	王　鹏	王春燕
	郭瑞华	宋咏梅	周　扬	范　磊	张永泰
	罗海鹰	王　爽	王　捷	贺晓路	熊智波
秘　书	张丰聪				

前 言

中医药古籍是传承中华优秀文化的重要载体，也是中医学传承数千年的知识宝库，凝聚着中华民族特有的精神价值、思维方法、生命理论和医疗经验，不仅对于传承中医学术具有重要的历史价值，更是现代中医药科技创新和学术进步的源头和根基。保护和利用好中医药古籍，是弘扬中国优秀传统文化、传承中医学术的必由之路，事关中医药事业发展全局。

1949 年以来，在政府的大力支持和推动下，开展了系统的中医药古籍整理研究。1958 年，国务院科学规划委员会古籍整理出版规划小组在北京成立，负责指导全国的古籍整理出版工作。1982 年，国务院古籍整理出版规划小组召开全国古籍整理出版规划会议，制定了《古籍整理出版规划（1982—1990）》，卫生部先后下达了两批 200 余种中医古籍整理任务，掀起了中医古籍整理研究的新高潮，对中医文化与学术的弘扬、传承和发展，发挥了极其重要的作用，产生了不可估量的深远影响。

2007 年《国务院办公厅关于进一步加强古籍保护工作的意见》明确提出进一步加强古籍整理、出版和研究利用，以及

"保护为主、抢救第一、合理利用、加强管理"的方针。2009年《国务院关于扶持和促进中医药事业发展的若干意见》指出，要"开展中医药古籍普查登记，建立综合信息数据库和珍贵古籍名录，加强整理、出版、研究和利用"。《中医药创新发展规划纲要（2006—2020）》强调继承与创新并重，推动中医药传承与创新发展。

2003~2010年，国家财政多次立项支持中国中医科学院开展针对性中医药古籍抢救保护工作，在中国中医科学院图书馆设立全国唯一的行业古籍保护中心，影印抢救濒危珍本、孤本中医古籍1640余种；整理发布《中国中医古籍总目》；遴选351种孤本收入《中医古籍孤本大全》影印出版；开展了海外中医古籍目录调研和孤本回归工作，收集了11个国家和2个地区137个图书馆的240余种书目，基本摸清流失海外的中医古籍现状，确定国内失传的中医药古籍共有220种，复制出版海外所藏中医药古籍133种。2010年，国家财政部、国家中医药管理局设立"中医药古籍保护与利用能力建设项目"，资助整理400余种中医药古籍，并着眼于加强中医药古籍保护和研究机构建设，培养中医古籍整理研究的后备人才，全面提高中医药古籍保护与利用能力。

在此，国家中医药管理局成立了中医药古籍保护和利用专家组和项目办公室，专家组负责项目指导、咨询、质量把关，项目办公室负责实施过程的统筹协调。专家组成员对古籍整理研究具有丰富的经验，有的专家从事古籍整理研究长达70余年，深知中医药古籍整理研究的重要性、艰巨性与复杂性，履行职责认真务实。专家组从书目确定、版本选择、点校、注释等各方面，为项目实施提供了强有力的专业指导。老一辈专家的学术水平和智慧，是项目成功的重要保证。项目承担单位山东中医药大学、南京中医药大学、上海中医药大学、福建中医药大学、浙江省中医药研究院、陕西省中医药研究院、河南省中医药研究院、辽宁中医药大学、成都中医药大学及所在省市中医药管理部门精心组织，充分发挥区域间互补协作的优势，并得到承担项目出版工作的中国中医药出版社大力配合，全面推进中医药古籍保护与利用网络体系的构建和人才队伍建设，使一批有志于中医学术传承与古籍整理工作的人才凝聚在一起，研究队伍日益壮大，研究水平不断提高。

本着"抢救、保护、发掘、利用"的理念，该项目重点选择近60年未曾出版的重要古医籍，综合考虑所选古籍的保护价值、学术价值和实用价值。400余种中医药古籍涵盖了医经、基础理论、诊法、伤寒金匮、温病、本草、方书、内科、外科、女科、儿科、伤科、眼科、咽喉口齿、针灸推拿、养生、医案医话医论、医史、临证综合等门类，跨越唐、宋、金元、明以迄清末。全部古籍均按照项目办公室组织完成的行业标准《中医古籍整理规范》及《中医药古籍整理细则》进行整理校注，绝大多数中医药古籍是第一次校注出版，一批孤本、稿本、抄本更是首次整理面世。对一些重要学术问题的研究成果，则集中收录于各书的"校注说明"或"校注后记"中。

"既出书又出人"是本项目追求的目标。近年来，中医药古籍整理工作形势严峻，老一辈逐渐退出，新一代普遍存在整理研究古籍的经验不足、专业思想不坚定等问题，使中医古籍整理面临人才流失严重、青黄不接的局面。通过本项目实施，搭建平台，完善机制，培养队伍，提升能力，经过近5年的建设，锻炼了一批优秀人才，老中青三代齐聚一堂，有效地稳定了研究队伍，为中医药古籍整理工作的开展和中医文化与学术的传承提供必备的知识和人才储备。

本项目的实施与《中国古医籍整理丛书》的出版，对于加强中医药古籍文献研究队伍建设、建立古籍研究平台，提高古籍整理水平均具有积极的推动作用，对弘扬我国优秀传统文化，推进中医药继承创新，进一步发挥中医药服务民众的养生保健与防病治病作用将产生深远影响。

第九届、第十届全国人大常委会副委员长许嘉璐先生，国家卫生计生委副主任、国家中医药管理局局长、中华中医药学会会长王国强先生，我国著名医史文献专家、中国中医科学院马继兴先生在百忙之中为丛书作序，我们深表敬意和感谢。

由于参与校注整理工作的人员较多，水平不一，诸多方面尚未臻完善，希望专家、读者不吝赐教。

国家中医药管理局中医药古籍保护与利用能力建设项目办公室

二〇一四年十二月

许 序

"中医"之名立，迄今不逾百年，所以冠以"中"字者，以别于"洋"与"西"也。慎思之，明辨之，斯名之出，无奈耳，或亦时人不甘泯没而特标其犹在之举也。

前此，祖传医术（今世方称为"学"）绵延数千载，救民无数；华夏屡遭时疫，皆仰之以度困厄。中华民族之未如印第安遭染殖民者所携疾病而族灭者，中医之功也。

医兴则国兴，国强则医强。百年运衰，岂但国土肢解，五千年文明亦不得全，非遭泯灭，即蒙冤扭曲。西方医学以其捷便速效，始则为传教之利器，继则以"科学"之冕畅行于中华。中医虽为内外所夹击，斥之为蒙昧，为伪医，然四亿同胞衣食不保，得获西医之益者甚寡，中医犹为人民之所赖。虽然，中国医学日益陵替，乃不可免，势使之然也。呜呼！覆巢之下安有完卵？

嗣后，国家新生，中医旋即得以重振，与西医并举，探寻结合之路。今也，中华诸多文化，自民俗、礼仪、工艺、戏曲、历史、文学，以至伦理、信仰，皆渐复起，中国医学之兴乃属必然。

迄今中医犹为国家医疗系统之辅，城市尤甚。何哉？盖一则西医赖声、光、电技术而于 20 世纪发展极速，中医则难见其进。二则国人惊羡西医之"立竿见影"，遂以为其事事胜于中医。然西医已自觉将入绝境：其若干医法正负效应相若，甚或负远逾于正；研究医理者，渐知人乃一整体，心、身非如中世纪所认定为二对立物，且人体亦非宇宙之中心，仅为其一小单位，与宇宙万象万物息息相关。认识至此，其已向中国医学之理念"靠拢"矣，虽彼未必知中国医学何如也。唯其不知中国医理何如，纯由其实践而有所悟，益以证中国之认识人体不为伪，亦不为玄虚。然国人知此趋向者，几人？

国医欲再现宋明清高峰，成国中主流医学，则一须继承，一须创新。继承则必深研原典，激清汰浊，复吸纳西医及我藏、蒙、维、回、苗、彝诸民族医术之精华；创新之道，在于今之科技，既用其器，亦参照其道，反思己之医理，审问之，笃行之，深化之，普及之，于普及中认知人体及环境古今之异，以建成当代国医理论。欲达于斯境，或需百年欤？予恐西医既已醒悟，若加力吸收中医精粹，促中医西医深度结合，形成 21 世纪之新医学，届时"制高点"将在何方？国人于此转折之机，能不忧虑而奋力乎？

予所谓深研之原典，非指一二习见之书、千古权威之作；就医界整体言之，所传所承自应为医籍之全部。盖后世名医所著，乃其秉诸前人所述，总结终生行医用药经验所得，自当已成今世、后世之要籍。

盛世修典，信然。盖典籍得修，方可言传言承。虽前此 50 余载已启医籍整理、出版之役，惜旋即中辍。阅 20 载再兴整理、出版之潮，世所罕见之要籍千余部陆续问世，洋洋大观。

今复有"中医药古籍保护与利用能力建设"之工程，集九省市专家，历经五载，董理出版自唐迄清医籍，都 400 余种，凡中医之基础医理、伤寒、温病及各科诊治、医案医话、推拿本草，俱涵盖之。

噫！璐既知此，能不胜其悦乎？汇集刻印医籍，自古有之，然孰与今世之盛且精也！自今而后，中国医家及患者，得览斯典，当于前人益敬而畏之矣。中华民族之屡经灾难而益蕃，乃至未来之永续，端赖之也，自今以往岂可不后出转精乎？典籍既蜂出矣，余则有望于来者。

谨序。

第九届、十届全国人大常委会副委员长

许嘉璐

二〇一四年冬

王 序

　　中医学是中华民族在长期生产生活实践中，在与疾病作斗争中逐步形成并不断丰富发展的医学科学，是中国古代科学的瑰宝，为中华民族的繁衍昌盛作出了巨大贡献，对世界文明进步产生了积极影响。时至今日，中医学作为我国医学的特色和重要医药卫生资源，与西医学相互补充、相互促进、协调发展，共同担负着维护和促进人民健康的任务，已成为我国医药卫生事业的重要特征和显著优势。

　　中医药古籍在存世的中华古籍中占有相当重要的比重，不仅是中医学术传承数千年最为重要的知识载体，也是中医为中华民族繁衍昌盛发挥重要作用的历史见证。中医药典籍不仅承载着中医的学术经验，而且蕴含着中华民族优秀的思想文化，凝聚着中华民族的聪明智慧，是祖先留给我们的宝贵物质财富和精神财富。加强对中医药古籍的保护与利用，既是中医学发展的需要，也是传承中华文化的迫切要求，更是历史赋予我们的责任。

　　2010 年，国家中医药管理局启动了中医药古籍保护与利用能力建设项目。这既是传承中医药的重要工程，也是弘扬优秀民族文化的重要举措，不仅能够全面推进中医药的有效继承和创新发展，为维护人民健康做出贡献，也能够彰显中华民族的璀璨文化，为实现中华民族伟大复兴的中国梦作出贡献。

相信这项工作一定能造福当今，嘉惠后世，福泽绵长。

国家卫生和计划生育委员会副主任

国家中医药管理局局长

中华中医药学会会长

王国强

二〇一四年十二月

马 序

新中国成立以来，党和国家高度重视中医药事业发展，重视古籍的保护、整理和研究工作。自 1958 年始，国务院先后成立了三届古籍整理出版规划小组，分别由齐燕铭、李一氓、匡亚明担任组长，主持制订了《整理和出版古籍十年规划（1962—1972）》《古籍整理出版规划（1982—1990）》《中国古籍整理出版十年规划和"八五"计划（1991—2000）》等，而第三次规划中医药古籍整理即纳入其中。1982 年 9 月，卫生部下发《1982—1990 年中医古籍整理出版规划》，1983 年 1 月，中医古籍整理出版办公室正式成立，保证了中医古籍整理出版规划的实施。2002 年 2 月，《国家古籍整理出版"十五"（2001—2005）重点规划》经新闻出版署和全国古籍整理出版规划领导小组批准，颁布实施。其后，又陆续制定了国家古籍整理出版"十一五"和"十二五"重点规划。国家财政多次立项支持中国中医科学院开展针对性中医药古籍抢救保护工作，文化部在中国中医科学院图书馆专门设立全国唯一的行业古籍保护中心，国家先后投入中医药古籍保护专项经费超过 3000 万元，影印抢救濒危珍、善、孤本中医古籍 1640 余种，开展了海外中医古籍目录调研和孤本回归工作。2010 年，国家财政部、国家中医药管理局安排国家公共卫生专项资金，设立了"中医药古籍保护与利用能力建设项目"，这是继 1982～1986 年第一批、第二批重要中医药古籍整理之后的又一次大规模古籍整理工程，重点整理新中国成立后未曾出版的重要古籍，目标是形成并普及规范的通行本、传世本。

为保证项目的顺利实施，项目组特别成立了专家组，承担咨询和技术指导，以及古籍出版之前的审定工作。专家组中的许多成员虽逾古稀之年，但老骥伏枥，孜孜不倦，不仅对项目进行宏观指导和质量把关，更重要的是通过古籍整理，以老带新，言传身教，培养一批中医药古籍整理研究的后备人才，促进了中医药古籍保护和研究机构建设，全面提升了我国中医药古籍保护与利用能力。

作为项目组顾问之一，我深感中医药古籍保护、抢救与整理工作的重要性和紧迫性，也深知传承中医药古籍整理经验任重而道远。令人欣慰的是，在项目实施过程中，我看到了老中青三代的紧密衔接，看到了大家的坚持和努力，看到了年轻一代的成长。相信中医药古籍整理工作的将来会越来越好，中医药学的发展会越来越好。

欣喜之余，以是为序。

中国中医科学院研究员

马继兴

二〇一四年十二月

校注说明

《芷园素社痎疟论疏》（简称《痎疟论疏》）1卷，附《芷园素社痎疟疏方》（简称《痎疟疏方》）1卷，为明·卢之颐撰。卢之颐，字子繇（亦作子由），别号晋公，又自称芦中人。浙江钱塘（今杭州）人，约生于明万历二十七年（1599），卒于清康熙三年（1664）。该书大约撰成于清顺治十四年（1657）。

该书在《素问·疟论》和《素问·刺疟》的基础上，对痎疟病证的病因证治进行了详细的阐发。所附《芷园素社痎疟疏方》选方38首，对痎疟病证的治则治法、选方用药及药物炮制配伍等按主方、痎转方、太阳、少阳、少阴、厥阴、肺疟、心疟、脾疟、肾疟、胃疟、温疟、寒疟、痹疟、牝疟、冬病、春病、夏病等分类列方，详细论述。

卢之颐最早将该书列为《本草乘雅半偈》的最后一帙，雕版刊行。因《本草乘雅半偈》最早版本，其版心有"月枢阁"三字，故世称"月枢阁"本。据《中国中医古籍总目》著录，"月枢阁"本现仅藏于中国中医科学院图书馆。因该馆闭馆修缮，此版本未能得见。顺治十五年（1658），《本草乘雅半偈》第二次增补刊行时，《痎疟论疏》即已移出，后于清乾隆三十二年（1767），王琦辑《医林指月》时，将其收录其中。《医林指月》于光绪二十二年（1896）由上海图书集成局铅印刊行（简称铅印本），此次整理以该铅印本为底本。该书还于清光绪四年（1878）收录于《当归草堂医学丛书初编》中，即丁氏当归草堂刻本（简称"丁氏刻本"），故此次整理以1983年广陵古籍刻印社据清光绪四年丁氏刻本影印本为校本。

　　具体处理原则如下：

　　1．采用现代标点方法，对原书进行重新标点。

　　2．凡原文中确系明显错字、别字，则予以径改，不出校记。凡异体字、古今字及俗写字，均以现代规范字律齐，不出校。如荣→荥，太→大，藏→脏，府→腑，秔→粳，圆→丸等。

　　3．通假字出校注说明，文中疑难字词加以注释。

　　4．凡底本与校本不同，显系底本错误者，则据校本改；凡底本与校本不同而文义皆通，或难以判定何者为是，酌情出校记以存异；凡底本引用他书之处有删节或改动，不失原意者，不改动。

　　5．底本正文之前有"钱塘卢之颐子繇父疏"及正文之后有"芷园素社疟疟疏方终"的小字字样，与正文内容无关，今统一删除。

目　录

芷园素社痎疟论疏

　　痎疟因证，《素问·疟论》及《刺疟法》最详而悉。后世守其偏承，致经义蒙晦，讹谬良多。审因者略证，局证者昧因，知常而不及变，循变而反舍常。殊不知有是因，方有是证，因证既显，常法已具，而始可与达变矣。乃或常法既迷，因证靡辨，以寒为热，热为寒，虚作实，实作虚，致微者剧，剧者危，展转变承，连年月不已，其死生存亡，莫之能测也。偶方孺先生举问及此，聊纪①数语以就正。方孺先生，姓潘，名镖，嘉定人。

　　痎疟总名曰痁。痁者，秋时寒热兼作，即痁作而金伏者是也。分名曰痎，曰疟。疟即惟火泠金，酷虐殆甚，日作日休者是也。痎即间日发，或间数日发，深入阴分者是也。此皆得之夏伤于暑，热气盛，藏于皮肤之内，肠胃之外，募原六腑之间。如客于头项，或肩背手足者，则藏皮肤之内。客于胸胁或胪腹者，亦藏皮肤之内，或肠胃之外，或募原，或六腑之间，此皆营气之所舍也。以夏气通于心，心主营血之气故也。经云：以奉生身者，莫贵于经隧。故不注之经而溜之舍也。舍即经隧所历之界分，每有界分，必有其舍。犹行人之有传舍②然也。

---

　　① 纪：通"记"。《左传·恒公二年》："夫德，俭而有度，登降有数，文、物以纪之，声、明以发之，以临照百官。"
　　② 传舍：古时供行人休息住宿的处所。《三国志·魏志·陈群传》："昔刘备自成都至白水，多作传舍，兴费人役。"

此暑令人汗空①疏，腠理开者，以暑性暄发，致腠理但开，不能旋阖耳。不即病者，时值夏出之，从内而外，卫气仗此，犹可捍御。因遇秋气，机衡已转，自外而内矣。其留舍之暑令汗空疏，腠理开，风遂承之以入。或得之以沐浴，水气舍于皮肤之内，与卫气并居。卫气者，昼行于阳，夜行于阴，风与水气，亦得阳随卫而外出，得阴随卫而内薄②，内外相薄，是以日作。故卫气至，必腠理开，开则风与水气之邪入，入则病作。卫气与三阳之气，亦并于阴矣。当是之时，阳虚而阴盛，外无气，故先寒栗也。卫气虚，则起于毫毛伸欠；阳明虚，则寒栗鼓颔；太阳虚，则腰背头项痛。三阳俱虚，则阴气胜。阴气胜，则骨寒而痛，寒生于内，故中外皆寒，甚则汤火不能温，脉则体静而至来迟也。不列少阳形证者，以太阳为开，阳明为阖，少阳为枢，而开之能开，阖之能阖，枢转之也。设舍枢，则无开阖矣。离开阖，无从觅枢矣。故开阖既陷，枢机岂能独留？倘中见枢象，即为开阖两持，所以持则俱持，陷则俱陷也。三阳俱陷，则阴气逆。阴气逆极，则复出之于阳。阳与阴亦并于外，则阴虚而阳实。阳实则外热，阴虚则内热，内外皆热，则喘而渴，甚则冰水不能寒，脉则体动而至来数也。此阴阳上下交争，虚实更作，阴阳相移也。极则阴阳俱衰，卫气相离，故病得休。卫气复集，则复病也。

---

① 空：通“孔”。《庄子·秋水》："计四海之在天地之间也，不似礨空之在大泽乎。"《释文》："空，音孔。礨孔：小穴也。"

② 薄：通“搏”。《淮南子·兵略训》："击之若雷，薄之若风。"

其作有日晏日早者，邪气客于风府也。卫气一日一夜，大会于风府，循膂而下，日下一节，二十一日至骶骨。故其作也，日益晏也。二十二日入于脊内，注于伏膂，其气上行，九日出于缺盆，其气日高，作复日益早也。有不当其风府而作者，谓邪中异所，则不当其风府也。如中于头项者，气至头项而作；中于肩背者，气至肩背而作；中于腰脊者，气至腰脊而作；中于手足者，气至手足而作；中于胸腹者，气至胸腹而作。故卫气之所在，与邪气相合则病作。是以风无常府，邪气之所合，即其府也。

若疟之间日，或至数日作者，其气舍深。内薄于阴，阳气独发，阴气内著，阴与阳争不得出，是以间日及间数日而作也。间日作者，邪气内薄于五脏，横连募原也。间数日作者，邪气与卫气客于六腑，而有时相失，不能相得，故休数日乃作也。

但所中之腑，即诸经募之舍，更当兼见诸经募之证。如舍属足太阳者，更令人头重，腰痛，寒从背起，先寒后热，熇熇暍暍①然，热止，汗难已。舍属足阳明者，更令人洒淅寒，寒甚久乃热，热去汗出，时喜见日月光，得火气乃快然。舍属足少阳者，更令人身体解㑊，寒不甚，热不甚，恶见人，心惕惕，热久，汗出甚。舍属足太阴者，更令人不乐，好太息，不嗜食，多寒热，汗出多，病至则喜呕，呕已乃衰。舍属足少阴者，更令人呕吐甚，多寒

---

① 熇熇暍暍（hèhèyēyē 贺贺椰椰）：炽热貌。《素问·刺疟》："先寒后热，熇熇暍暍然。"

热，热多寒少，欲闭户自处，其病难已。舍属足厥阴者，更令人腰痛，少腹满，小便不利，如癃状，非癃也，数便耳，意恐惧，气不足，腹中悒悒①然。舍属肺募者，更令人心寒，寒甚热，热间善惊，如有所见也。舍属心募者，更令人烦心，甚欲得清水，反寒多，热不甚。舍属脾募者，更令人寒，腹中痛，热则肠鸣，鸣已出汗。舍属肝募者，更令人色苍苍然，太息，其状若死。舍属肾募者，更令人洒洒然，腰脊痛，宛转，大便难，目眴眴②然，手足寒。舍属胃募者，更令人善饥，不能食，食则复支满也。此但详足经，而无手经者，经云：风寒暑火，天之阴阳也，三阴三阳上奉之。又邪不干脏，列脏证者，非真脏之脏，乃脏募之气化证也。

更有曰温、曰寒、曰瘅、曰牝者。温，即先热后寒之温疟也。内分二种：其一，夏亦伤暑，秋亦中风，后更伤寒，则暑热在内，风气在中，寒独在外，故唯寒风互为上下。不涉营舍之暑，以势唯两岐，难于三向故也。其先热者，风乃阳邪，是以先外出而上从乎寒，则外胜，外胜故先热也。逆则复内入而下从乎风，下从乎风则外负，外负故后寒也。其二，证兼脑髓烁，肌肉消，亦先热后寒，同名温疟者。此先冬中寒风，藏于骨髓，以冬气通于肾，肾藏骨髓之气也。至春，阳气大发，邪气不能自出，因遇大暑，腠理发泄，或有

---

① 悒悒（yìyì 意意）：积滞郁结。《素问·刺疟》："数便耳，意恐惧，气不足，腹中悒悒。"

② 眴眴（xúnxún 寻寻）：眼花。《素问·刺疟》："肾疟者令人洒洒然，腰脊痛，宛转大便难，目眴眴然，手足寒。"

所用力，邪气与汗皆出，先从内出之外也。如是者，阴虚而阳盛，阳盛故先热，衰则气复入，入则阳虚，阳虚故后寒也。寒，即先寒后热之寒疟也。亦夏伤大暑，其汗大出，腠理开发，因遇夏气凄沧之水寒，藏于腠理皮肤之中，秋更伤风，则病成矣。此先伤水寒，后伤风气，故先寒而后热也。暑亦在内，势亦两岐，止^①此一种，无有其二。瘅，即但热不寒之瘅疟也，亦分二种，悉属内因。其一，阴气先绝，阳气独发，则少气烦冤，手足热而欲呕，以阳即热，不假外邪，一惟似暑，故无寒也。其二，肺素有热，气盛于身，厥逆上冲，中气实而不外泄，因有所用力，腠理开，风寒舍于皮肤之内、分肉之间而发，发则阳气盛，阳气盛而不衰，则病矣。不及于阴，故但热而不寒。其气内藏于心，而外舍于分肉，故令人消烁肌肉。此以似暑之肺热为内因，更受寒风为外因者也。牝，即但寒不热之牝疟也。夏亦伤暑，秋亦中风。但阳气独沉，不能挈阴自下而上，为阳实虚，阴仍实，此仲景先生补《疟论》之遗阙，有瘅必有牝故也。至有随四时而作者，则证形少别于常法。如秋病者寒甚，冬病者寒不甚，春病者恶风，夏病者多汗。乃若得之于冬而发之于夏，藏之于心而显之于肺者，虽亦似因时异形，此即温与瘅之因分内外，更超于常法者也。以上约略两论之常，稍置先后云尔。

　　本经唯列刺法，先于疟之未发时，阳未并阴，阴未并阳，因而调之，真气乃复，邪气乃亡，故先其时坚束其处，令邪气不得入，阴气不得出。审候见之，在孙络盛坚

---

　　① 止：仅；只。《梦溪笔谈·活板》："止印二三本。"

而血者皆取之。如舍属足太阳者，刺郄中。郄中者，金门也。在足外踝，刺入同身寸之三分，此阳维别属也。舍属足阳明者，刺冲阳，在跗骨动脉上，去陷谷三寸，刺入三分，留十呼，此足阳明原也。舍属足少阳者，刺侠溪，在足小趾次趾岐骨间，本节前之中，刺入三分，留三呼，此足少阳荥也。舍属足太阴者，刺公孙，在足大趾本节后一寸，刺入四分，留七呼，此足太阴络也。舍属足少阴者，刺大钟，或大溪，大钟在足内踝后街中，刺入二分，留七呼，此足少阴络也。太溪在足内踝后跟骨上，动脉陷者中，刺入三分，留七呼，此足少阴俞也。舍属足厥阴者，刺太冲，在足大趾本节后二寸陷者中，刺入三分，留一呼，此足厥阴俞也。舍属肺募者，刺列缺、合谷，列缺在手腕后寸半，刺入三分，留三呼，此手太阴络也。合谷在手大指次指岐骨间，刺入三分，留六呼，此手阳明所过也。舍属心募者，刺神门，在掌后锐骨端陷者中，刺入三分，留七呼，此手少阴俞也。舍属脾募者，刺商丘，在足内踝下微前三寸陷者中，刺入三分，留七呼，此足太阴经也。舍属肝募者，刺中封见血，在内踝前一寸半陷者中，仰足取之，伸足得之，刺入四分，留七呼，此足厥阴经也。舍属肾募者，刺大钟、太溪，取法如前足少阴例。舍属胃募者，刺足阳明、太阴横脉出血，厉兑、解溪、三里悉主之。厉兑在足大趾次指之端，去爪如韭叶，刺入一分，留一呼，此足阳明井也。解溪在冲阳后三寸半，腕上陷者中，刺入五分，留五呼，此足阳明经也。三里在膝下三寸，胻骨外廉，两筋分肉间，刺入一寸，留七呼，此足阳明合也。此十二疟者，其发各不同时，当先察其病形，以知其舍于何舍，则知卫气所集时矣。须未发时如食顷而刺之，一刺则衰，二刺则知，三刺则已。不已，刺舌下两脉出血。又不已，刺郄中盛经出血，又刺项以下挟脊者必已。舌下两脉者，廉泉也。

如未暇审其所舍，必先问其病之所先发者，先刺之。如先头痛及重者，先刺头上上星、百会，及两额悬颅，两眉攒竹间出血。如先项背痛者，先刺风池、风府、大杼、神道间出血。如先腰脊痛者，先刺郄中出血。如先手臂痛者，先刺手少阴、阳明，十指间出血。如先汗出恶风者，风疟也，刺三阳经背俞之血者。如腑酸痛甚，按之不可得者，曰腑髓病，以镵针针绝骨，出血立止。或疟之始发也，身欲寒时，先刺手阳明、太阴，足太阴、阳明之井俞；身方热时，更刺跗上动脉，开其空，出其血，此即阳明脉也。若疟脉满大急者，刺背俞，及伍胠俞，用中针各一，适肥瘦，出其血。背俞，谓大杼；伍胠俞，谓谵谵也。若脉小实急者，灸胫之复溜，在内踝上二寸，陷者中，灸五壮，此足少阴经也。更刺指①之至阴，在足小趾外侧，去爪甲如韭叶，刺入一分，留五呼，此足太阳井也。若脉缓大虚者，便宜用药，不宜刺矣。设刺诸阴之井，无出血，间日一刺。疟不渴，间日作者，刺足太阳。渴而间日作者，刺足少阳。温疟不汗出者，为五十九刺，此皆无往而未得其并者也。过之，则失其时矣。如疟之且发也，阴

---

① 指：足指。《史记·高祖本纪》："乃扪足曰：'虏中吾指。'"

阳之且移也，谓其气逆，未可治也。故经言无刺熇熇之热，无刺浑浑之脉，无刺漉漉之汗，正方其盛时必毁，及其衰也，势必大昌，此之谓也。

从来药治，方剂固多，独缺全局。唯金坛王肯堂[①]先生，辑《证治准绳》，内立二方。其一，用升麻、柴胡、葛根、羌活、防风、甘草。其二，用石膏、知母、粳米、桃仁、红花、猪苓、鲮鲤甲。亦各得全局之半，今复为一。虽复实奇，诚奇方之宣剂也。以之为主，俾即主知常，因常达变，于是化而裁之，推而用之，神而明焉，存乎其人矣。

盖痎与疟，乃风与暑合作为病，应从两治矣。但气病之至所，有远近上下，及新故重轻之别。则适其至所，而为方治，亦有奇偶重复，及从逆反佐之殊。先释主方大略，次后便于分析也。先因于暑，暑即火热，必郁肺金之燥化，转夏成秋，溽暑自息，故药皆从乙庚合化法。即以五种风药为乙，白虎全方为庚，独金火相刑，难于交递，更以甘草之土，维持长夏，欲藉火土授受之际，方堪对待夏火上极之势，转为秋金下降之令，此即点火成金，不烦另觅种子者也。虽转成金，金不生水，宁成生化，纵使夏火顿除，不过暂时潜伏。又以知母阴润之水以复母仇，即淫胜郁复法也。若金郁则泄之，解表利小水者，风药猪苓是矣。更因于风，风即风木，必动脾土之湿化，脾土运

---

① 王肯堂：明代医家。字宇泰，亦字损中，别号损庵，又称念西居士。金坛（今江苏金坛）人。编著有《证治准绳》《古今医统正脉全书》《医镜》《肯堂论医》等。

行，风斯息矣，故药亦从甲己合化法，即以五种风药为甲，甘草为己。又粳米、石膏为金，乃土转生金，复驱风木也。若土郁则夺之，行土用者，土以生木为用，风药属木，正所以行土用也。又风并卫气，亦须治风。五种风药，正治风之剂。又卫气下陷营中，并致三阳亦陷，惟挈三阳，卫气自持。如羌活之挈太阳，葛根之挈阳明，柴胡、升麻、防风之挈少阳是也。但偏重少阳者，枢机维持开阖故也。又暑藏营舍，亦须治暑，白虎全方正治暑之剂。藏之营舍，亦须治营，桃仁、红花之类是也。若鲮鲤穴山而居，遇水而入，则是出阴入阳，穿其经络于营舍。舍且倾倒，暑更何从栖息耶。又有兼沐浴之水气，舍于皮肤者，即以猪苓彻之。更有兼凄沧之水寒，侵着肌腠者，猪苓固能利彻，更须佐以辛温，乃可对待水寒之寒，羌活、柴胡之类是矣。故风暑合作，其始也，形证必稍偏于风。此因未易酿热，先须重于从风，轻于从暑，不必尽用全方，解表利小水足矣。久则暑热炽盛，风亦酿热，方称二气平均，现证始无偏胜，乃从全方合治法也。此但指风暑初中时，二气无偏负者言。

设有暑胜于风，现证必稍偏于暑者，治宜从暑而带风；亦有风胜于暑，现证稍偏于风者，治宜从风而带暑；甚至有暑热独炽，惟现暑象，绝无风证者，治惟从暑，不必兼风。此种世人目为中暑者，谬矣。盖暑则常显而不休，疟则时间而时甚，纵或无间，亦必刻期加重，或七日、九日、十四日。暑虽纵横殆甚，久则势必稍逊，以汗以热，亦即所以泄暑也。未现之风至此始露，方寒来而热往，热往而寒来，始从两治法也。

以上独暑气偏胜，与瘅疟之但热者不同类。瘅则独见瘅疟之形证，此则惟暑气胜于风寒者也。又甚至有风气独盛，惟显风证，绝无暑象者，治惟从风，不必兼暑，此种世人目为伤寒，或为中风，或久之风暑俱现，转语云风寒转而成疟者，亦谬矣。盖寒与风，惟冬中伤，即时为病，各显标本之化，其不即病者，至春始变为温，至夏始变为暑。暑病者，热极重于温也，始现证时，便不恶寒，一惟恶热，且烦且渴而无汗。若风之至夏，亦变暑病者，更加自汗出，鼻息鼾，语难出，脉浮而身重也。故此温此暑，惟春惟夏，随时变迁，亦即随时现证，是以随时命名。至夏则人身出机已尽，无复伏藏，故不得不随夏出之机，发露殆尽。未闻犹可伏匿至秋，反见冬时即病之寒化，而无标证之阳象者。经云：夏惟伤暑，秋成痎疟。亦如寒风至春变温，至夏变暑，同一机衡。由此观之，夏月寒风，从何而至，更可云寒风转而成疟乎。此不知夏虽伤暑，不若秋风之独厉，是以惟见寒风，绝无暑象。亦如暑热独炽，时间时甚，或刻期增剧，或七日、九日、十四日。风虽摧拉，至此势亦稍逊，作热作汗，亦即所以泄风也。其伏匿之暑，与风始无偏胜，方得均平，互为显现，亦始从两治法也。以上惟风气专令，与牝疟之但寒者不同类。牝则独现牝疟之形证，此则惟风气胜于暑热者也。

若痎之内薄于阴者，治固同法。但暑舍深邃，与浅近者方有异同。先须度二气之胜负，但偏于向营，即从主方随证损益；次后治暑，如石膏、粳米、筀竹叶之类；佐以海螵蛸驱逐营舍之固结，力转营为卫矣。更以常山解夏热之交互，定阴阳之且移。常即恒久不变，山即艮止不迁之意也。若间二日，或数日发者，可类推矣。设兼见足太阳形证者，即为舍属足太阳，宜桂枝柴胡各半汤。太阳为开，但寒热交互，似乎从枢。故即从枢转开，甚则大青龙汤主之。又太阳从本从标，故可从本气之风暑，标见之寒化阳象者也。兼见足阳明形证者，即为舍属足阳明，宜桂枝一白虎二汤。固阳明为阖，止须治开，门①开则邪去，邪去则旋阖矣。倍白虎一分者，阳明不从标本，从乎中治之湿化故也。甚则鳖甲煎丸主之，阳明多血多气故也。设胃家实、大便难者，调胃承气汤主之。兼见足少阳形证者，即为舍属足少阳，宜小柴胡汤，少阳从本，少阳为枢故也。兼见足太阴形证者，即为舍属足太阴，宜小建中汤，太阴为开，太阴从本故也。设自利、便脓血、时腹自痛者，桂枝倍芍药加大黄汤主之，此脾家实，腐秽当去故也。兼见足少阴形证者，即为舍属足少阴，宜柴胡加细辛汤，少阴为枢，少阴从本从标故也。兼见足厥阴形证者，即为舍属足厥阴，宜四物加苦楝附子黄芩汤，厥阴为阖，不从标本，从乎中治之火化故也。设厥甚者宜下之，厥深热亦深故也。设消渴，气上撞心，心中疼热，饥不能食，食即吐蛔者，乌梅丸主之。兼见肺家形证者，即为舍属肺募也，先宜桂枝黄芪白薇款冬花散，次宜秫米、甘草、常山之属。兼见心家形证者，即为舍属心募也，先宜桂枝黄

---

① 门：原为"开"，义不通，据"丁氏刻本"改。

芩汤，次宜甘草、蜀漆、常山、鳖甲、石膏、香豉、栀子、乌梅、淡竹叶之属。兼见脾家形证者，即为舍属脾募也，先宜小建中汤，次宜粳米、常山、甘草、知母、鳖甲之属。兼见肝家形证者，即为舍属肝募也，先宜通脉四逆汤，次宜乌梅、蜀漆、鳖甲、女萎、知母、苦参、常山、石膏、甘草、细辛、白薇、香豉之属。兼见肾家形证者，即为舍属肾募也，先宜桂枝加当归芍药汤，次宜篁竹叶、常山、乌梅、香豉、葱白之属。兼见胃家形证者，即为舍属胃募也，先宜桂枝二白虎一加芍药黄芩牡桂汤，次宜藜芦、常山、皂荚、牛膝、巴豆之属。

若先热后寒之温疟，其一宜桂枝二麻黄一汤，其二宜款冬白薇茹蘆丸。若先寒后热之寒疟，宜麻黄二桂枝一小青龙一汤。若但热不寒之瘅疟，其一宜女萎石膏汤，或葛根猪苓汤，其二宜香豉栀子栝蒌汤。若但寒不热之牝疟，宜蜀漆汤，或牡蛎汤。若秋病者寒甚，先宜从风以扶阳，次宜主方两治法也。若冬病者寒不甚，先宜藿香正气散，次投主方亦可。但当重于从风，轻于从暑，此必先岁气，无伐天和故也。若春病者恶风，先宜柴朴汤，次投主方亦可。若夏病者多汗，主方主之，虽时值暑气流行，亦须偏于从风，俟暑风平等，本标互显，乃可从两治法也。设病反其本而已转标阳，然于主方重于从暑，甚则惟中标方，一惟治暑，宜白虎汤，或竹叶石膏汤。更当视其内外证，如寒已罢，而作热之时，必大烦喝，大汗出，面垢齿垢，消渴饮冷而未能解者，乃可投之。设暑证虽具，面齿虽垢，而作热之时，纵冰水不能寒，仍觉渐渐恶风者，还从主方重于从风。

更有一种，虽渐渐恶风，或啬啬恶寒，非若怯寒风之表虚，反若遇寒风而身热愈炽者，此属阴微阳亢，又当重于从暑。更有一种，寒极而热，热极而汗，汗极而热不解者，表未去也，又当重于从风。设脉反躁疾，或迟伏，或狂言迷乱，或嘿嘿不欲言，不为汗解者，病名阴阳交，交者死不治。更有一种，热极而汗，汗极而热愈炽，或渴，或不渴，肢体痛烦，筋脉挛急，汗仍蒸蒸不已者，此属寒薄营气，转作燎炎。设偏于从风，必口烂舌龈，立见殂毙矣，法当宣摄营气以润筋膜。若兼身重木强，筋肉壅肿者，此又属风湿相搏，法当宣摄卫气以充肌腠。更有一种，外证汗出恶热，内证胃家实、大便难者，此属阳明内结。更有一种，汗烦喘喝，消渴饮冷水，舌苔白涩，随饮随涸者，此属胸中热；若舌苔白滑者，此又属胸上寒。更有一种，汗烦喘喝，消渴饮冷水，胸中满闷，心下悸冲，或呕或哕或咳或噎者，此属水郁。若水药入口即吐者，此又属水逆。更有一种，大汗出后，胃中干，烦躁不得眠，欲得饮水者，少少与饮之，令胃气和则愈。若脉浮、微热消渴者，此属胸中水涸。若虚烦不得眠，反复颠倒，心中懊侬者，此又属胸中客热。更有一种，汗烦喘喝，消渴饮沸汤，舌苔白滑者，此属胃中寒。若舌苔灰白，频饮频涸者，此又属胃中热。更有一种，舌苔白滑，垢腻涎浊者，此有宿食未化也。在上脘者，当吐之；在胃中者，当下之。若时下利，食饮不进，恶闻食臭，嗳气难舒者，亦属有宿食。设偏于从风，必续自汗出，手足寒，胃中干，纵转行承气辈，亦难下达肠胃矣。更有一种，齿舌燥涸，或渴饮冷水，或渴饮沸汤，而中藏阴寒者，不可概作热论。或食宿饮留，则唾液罔周，致齿舌燥涸者有之；或鼻窒唇揭，则吸呼从口，致唇舌燥涸者亦有之。更有一种，舌苔青黑，亦不可概作热论，或少啖甘酸，便令青黑，实非本有之色也。更有一种，舌本无苔而舌皮光薄，且红白柔嫩，宛如新生，望之若有津唾，抹之燥涸殆甚者，此属妄汗吐下，走亡血液所致，死不治也。以上皆寒热虚实之变，附录以备料简。至若病久不愈者，此病结为癥瘕，急治之宜鳖甲煎丸。虚劳者宜蜀漆丸，或牛膝汤，或丁香酒。

如或暑风淫并而经隧废弛，或寒热迁变而升降失序，或虚实更作而上下交持，或表阳散懈而里阴独沉，或营卫亏竭而血气损伤，或故病未攘而新邪再袭，或食饮过饕而饮留食宿，或以欲竭精而形脏化薄，或烦劳则张，精绝，或大怒则形气绝，或忧愁思虑复伤脾，或形寒饮冷复伤肺，或强有用力，或劳汗当风，或夙疾反显而新疾似隐，或新疾方痊而夙疾转炽，或有似是而非，或有似非而是，种种证因，亦令病久不愈者，更当度情志之苦欲补泻，及后先轻重而消息之，又不可偏执诸方而盖投之矣。

盖暑藏营舍而为汗，烦，喘喝，及体若燔炭，正暑气暄发之本性耳。固称必郁肺金之燥化与痹营血之流行，而无肺金营血之标证者，正所谓在天成气，气惟郁化，亦所谓先为是动，未所生也。设不亟正治，或早加禁截，则在天之暑气，转而成在地之火行，乘刑金脏，及后为所生病矣。如火乘金脏，则少气喘咳，血溢血泄，瓹嚏嗌干，耳聋目赤，肩背热，瘾疹痤痱，身热肤痛为浸淫，甚则肺气焦满，胸中隐隐刺痛，口中辟辟燥咳，唾涎沫秽浊者肺痿，唾脓血腐臭者肺痈，此皆火乘金脏所致也。如后所生，则痹血成劳，血脉虚少，不能营于五脏六腑，身体不仁，肌肉甲错，两眸黑暗，目瞑目眩，须眉落，毛发折，四肢酸痛热烦，行动则喘喝，手足厥寒，衄血咯血，卒喘悸忡，咽干舌涸，里急，少腹坚，小便癃，腰吕^①痛，阴头寒，精气清冷，梦交失精，魂魄飞堕，飧泄溏泄，食谷不消，肠鸣幽幽，胪腹都^②满，善盗汗，虚烦不得眠，马刀挟瘿，此皆痹血成劳所致也。盖风并卫居，而为寒栗鼓颔，及善行数变，正风气摧拉之本性也。固称必动脾土之湿化与痹卫气之外卫，而无脾土卫气之标证者，亦所谓在天成气，气惟郁化，亦所谓先为是动，未所生也。设不亟正治，或早加禁截，则在天之风气，转而成在地之木行，乘克土脏，及后为所生病矣。如木乘土脏，则黄胆肠澼，肌肉消瘦，饮食不能为肌肤，体重烦冤，肠鸣，腹支满，身膜，舌难言，口吐沫，甚则三焦无所御，四维断绝，肢体㾮羸，独足肿大，此皆木乘土脏所致也。如后所生，则痹气成劳，内闭九窍，外壅肌肉，卫气散懈，少气不足言，皮聚毛落，血菀于上。阴不胜其阳，则脉流薄疾，并乃狂；阳不胜其阴，则五脏气争，九窍不通，甚则目盲不可以视，耳闭不可以听，溃溃乎若坏都，汩汩乎不可止，此皆痹气成劳所致也。

---

① 吕：脊骨。《说文解字·吕部》："吕，脊骨也，象形。"
② 都：丁氏刻本作"胀"，二义皆通，后者见长。

盖或兼得之以沐浴，水气舍于皮肤之内，与卫气并居者湿化也。设湿化不攘，则一身尽疼，饮发中满，头汗出，首如裹，身黄背强，欲得被覆向火，甚则肌肉萎，行善瘈，四肢不举，历节黄汗，腹满食减，溏泄肠鸣，反下甚。设更早加禁截，则湿化转而成土，乘侮水脏矣。当病腹痛，清厥，意不乐，体重烦冤，胸中不利，阴痿不用，腰脽痛，少腹痛，心下痞痛，动转不便，时害于食，足胫寒而逆，此皆湿化乘胜所致也。如或兼遇夏气凄沧之水寒，藏于腠理皮肤之中者，寒化也。设寒化不折，则水失体用而心气抑，心下悸，寝汗憎风，甚则奔气咳喘，水饮支饮，眼下浮起如蚕，胫肿腹大若蛊状。设更早加禁截，则寒化转而成水，乘传火脏矣。当病身热躁悸，骨肉不相着，足痿不收持，濡泄血溢，阴厥奔豚，上下中寒，谵语心痛，热中瞀闷，渴而妄冒，此皆寒化乘胜所致也。

如或暑藏营舍，舍属足太阳经脉之界分，兼见头重腰痛，寒从背起，先寒后热，熇熇喝喝然，热止汗难已之经化证者，不亟正治，或早加禁截，必注之经而溜之腑，当病冲头痛，挟脊痛，目似脱，项似拔，腰似折，髀不可以屈，腘如结，踹如裂，尻吕脚皆痛，小指不用，甚则癫狂，头囟项强痛，目黄泪出，䶆衄窒闭，戴眼直视而遗溺。如或暑藏营舍，舍属足阳明经脉之界分，兼见洒淅寒，寒甚久乃热，热去汗出时，喜见日月光。得火气乃快然之经化证者，不亟正治，或早加禁截，必注之经而溜之腑，当病颜黑，善呻数欠，恶人与火，闻木声则惕然而惊，心欲动，独闭户塞牖而处，甚则欲上高而歌，弃衣而走，贲响腹胀，狂乱温淫，汗出鼽衄，口㖞唇胗，颈肿喉痹，大腹水肿，膝膑间肿痛，循膺乳气街、股伏兔、骭外廉、足跗上皆痛，中指不用。胃中热，则消谷，身以前皆热；胃中寒则胀满，身以前皆寒，有不得隐曲，女子不月，其传风消而息贲。如或暑藏营舍，舍属足少阳经脉之界分，兼见身体解㑊，寒不甚，热不甚，恶见人，心惕惕。热久汗出甚之经化证者，不亟正治，或早加禁截，必注之经而溜之腑，当病口苦，善太息，心痛，胁痛不可转侧，面有微尘，体无膏泽，足外热，小指次指不用，甚则头颔痛，目锐眦痛，缺盆中肿痛，胸胁肋、髀膝外、外踝、胫绝骨前诸节痛，时寒热，马刀挟瘿，狐惑，智失而黄出。如或暑藏营舍，舍属足太阴经脉之界分，兼见意不悦，好太息，不嗜食，多寒热，汗出多，病至则喜呕，呕已乃衰之经化证者，不亟正治，或早加禁截，必注之经而溜之脏，当病舌本强，胃脘痛，腹胀，善噫而呕甚，得后与气乃快然如衰，身体重，大指不用，甚则舌本痛，体难动摇，食不下，烦心，心下急痛，溏瘕，飧泄，水闭，黄胆，不能卧而强立，或怠惰嗜卧，股膝内肿，厥，四肢痿易而不收。如或暑藏营舍，舍属足少阴经脉之界分，兼见呕吐甚，多寒热，热多寒少，欲闭户自处，其病难已之经化证者，不亟正治，或早加禁截，必注之经而溜之脏，当病嗌痛颔肿，不可以顾，肩似拔，臑似折，甚则耳聋，目黄，两颊间肿，颈颔肩臑、肘臂外后廉皆痛，小腹急痛，泄如下重，足胫寒逆而骨痿。如或暑藏营舍，舍属足厥阴经脉之界分，兼见腰痛，少腹满，小便数，如癃状，气不足，意恐惧，腹中悒悒然之经化证者，不亟正治，或早加禁截，必注之经而溜之脏，当病腰胁痛，不可俯仰，丈夫㿉疝，妇人少腹肿，甚则嗌干，面尘脱色，胸满呕逆，飧泄狐疝，四肢满闭，淋溲便难而转筋。如或暑藏营舍，舍属肺募之界分，兼见心寒，寒甚热，热间善惊，如有所见之脏化证者，不亟正治，或早加禁截，邪干肺脏矣，当病发咳上气，甚则大骨枯槁，大肉陷下，胸中气满，喘息不便，其气动形，期六月死。如或暑藏营舍，舍属心募之界分，兼见烦心，甚欲得饮清水，反寒少，热不甚之脏化证者，不亟正治，或早加禁截，邪干心脏矣，当病筋脉相引而急，甚则大骨枯槁，大肉陷下，胸中气满，腹内痛，心中不便，肩项身热，破䐃脱肉，目眶陷，真脏见，目不见人立死，其见人者，至其所不胜之时则死。如或暑藏营舍，舍属脾募之界分，兼见寒甚，腹中痛，热则肠鸣，鸣已汗出之脏化证者，不亟正治，或早加禁截，邪干脾脏矣，当病发瘅，腹中热，烦心，出黄，甚则大骨枯槁，大肉陷下，胸中气满，喘息不便，内痛引肩项，身热，脱肉破䐃，真脏见，十日之内死。如或暑藏营舍，舍属肝募之界分，兼见色苍苍然，善太息，其状若死之脏化证者，不亟正治，或早加禁截，邪干肝脏矣，当病胁痛，出食，甚则大骨枯槁，大肉陷下，胸中气满，喘息不便，内痛引肩项，期一月死。如或暑藏营舍，舍属肾募之界分，兼见洒洒然，腰脊痛，宛转，大便难，目眴眴然，手足寒之脏化证者，不亟正治，或早加禁截，邪干肾脏矣，当病少腹冤热而痛，出白，甚则大骨枯槁，大肉陷下，肩髓内消，动作益衰，真脏未见，期一岁死，见其真脏，乃与之期日。如或暑藏营舍，舍属胃府之界分，兼见善饥，不能食，食则腹支满之腑化证者，不亟正治，或早加禁截，邪入胃腑矣，当病留饮，吐沫，关格，蛔结，天癸竭，精气衰少，甚则羸瘦短气，胃络脉绝，阳络伤则吐血，阴络伤则便血，见血即死。如或暑藏营舍，次复风寒两袭，而作先热后寒之温疟者，不亟正治，或早加禁截，多致痹气血而成风痹，以次乘传，所谓痹伤形，移皆有次也，或致风郁成黄，或致邪逆胸腹而成蛊也。

　　更有一种，冬中寒风藏于骨髓，次遇大暑，邪气与汗皆出，证见骨髓消，肌肉烁，亦先热后寒，同名温疟者，不亟正治，或早加禁截，多致形脏损，至皮聚而毛落，至骨痿不能起于床者死，或骨痿不能起于床，至皮聚而毛落者死，所谓至从下上，损从上下也。如或暑藏营舍，次遇夏气凄沧之水寒，更中秋气降肃之风化，而作先寒后热之寒疟者，不亟正治，或早加禁截，亦致痹气血而成痛痹，或致水闭成疸，或致水饮溢出肌肤肠胃之外而成肿也。如或阴气先绝，阳气独发，证见少气烦冤，手足热而欲呕，而作但热不寒之瘅疟者，不亟正治，或早加禁截，多致身体灼热，目盲狂走，或致热气所过则为痈脓，或致胃疽肠腐，其人死，身色赤，腋下温，心下热也。更有一种，肺素有热，厥逆上冲，中气实而不泄，因有所用力，腠理开，风寒舍于皮肤之内，分肉之间而发，证见肌肉消烁，亦但热不寒，同名瘅疟者，不亟正治，或早加禁截，多致喘咳血溢，毛发焦折，或致肺痿肺痈，吐涎沫及脓血也。如或暑藏营舍，风并冲居，独表气微虚，不能挈阴自下而上，而作但寒不热之牝疟者，不亟正治，或早加禁截，多致阴阳离决，血菀于上，或致重阴则颠，脱阳见鬼，其人死，身色青，胫先寒，唇先黑也。如或春病者恶风，夏病者多汗，冬病者寒不甚，不亟正治，或早加禁截，其变生形证，此则因时之序，以显经脏之化；或已兼经脏之化，此又因经脏界分，转生变承矣。至于间日发，或间数日发者，不亟正治，或早加禁截，其变生形证，以其舍深，横连募原，内薄六腑，则易干脏腑，多致病死不治也。

然则夏令暑热之气，为致病之本因，人身营气之舍，为奉本之标见。秋气降肃之风，沐浴之水，凄沧之寒，为成病之宗乘。若卫气三阳，此则作病之关机。经脏界分，此又营舍之畛畦①也。故寒热间作，及兼经脏之化曰常，注经溜腑，及见乘胜之证曰变。是以一岁之中，长幼之病多相似者，以暑为时序对待所必有之气故尔。

乃若五运六气，亦作痎疟，宜应别论。以五岁六期，始一再见，为流行相袭加临之化故尔。如岁火太过，炎暑流行民病疟，其兼证，喘咳少气，血溢血泄，耳聋嗌燥，中热，肩背热。如岁木不及，复则炎暑流火，民病寒热，其兼证痱疹痈痤。如赫曦②之纪，炎暑施化，民病笑疟，

---

① 畛畦（zhēnqí 珍奇）：田间小路，引申为界限、隔阂。宋·梅光臣《依韵酬永叔再示》："贵贱交情古未有，胸中不欲置畛畦。"
② 赫曦（hèxī 贺西）：炎暑炽盛貌。魏·曹植《诰咎文》："炎旱赫羲，飙风扇发。"

其兼证疮疡血流，狂妄目赤。如阳明司天，燥气下临，暴热乃至，民病寒热，其兼证心痛。如少阴司天，热气下临，大暑流行，民病寒热，其兼证喘呕嚏衄，吐衄鼻窒。如阳明之政，炎暑大行，民病寒热，其兼证咳逆嗌塞，振栗癃闭。三之气，燥热交合，民病寒热，其兼证喘咳气上。四之气，寒雨降，民病疟寒之疾，其兼证骨痿血便，暴仆振栗，谵妄少气，嗌干引饮，及为心痛，痈肿疮疡。如少阳之政，炎火乃流，民病寒热疟，其兼证聋，瞑，色变。如太阴之政，四之气，溽暑蒸化，民病疟，其兼证腠理热，血暴溢，心腹胪满而热，甚则胕肿。如少阴之政，三之气，大火行，民病寒热更作，其兼证咳喘，目赤，气厥，心痛。四之气，溽暑至，民病寒热，其兼证嗌干，黄瘅，衄衄，饮发。如火郁之发，大暑至，民病温疟，其兼证瘛疭，骨痛，四肢膜愤，疡痱，呕逆，腹暴痛，血溢流注，目赤，心热，甚则瞀闷懊憹，温汗濡玄府，善暴死也。如厥阴在泉，风淫所胜，民病洒淅振寒，其兼证，欠呻，两胁里急，心腹支满，鬲咽不通，食则呕逆，腹胀，善噫，得后气乃快然，身体皆重。如少阴在泉，热胜则焰，民病寒热如疟，其兼证，皮肤痛，目瞑，齿痛，颇肿，肠鸣，气上，喘，不能久立，少腹中痛而腹大。如少阴司天，热淫所胜，民病寒热，其兼证咳，喘，气中唾血，衄衄，溺色变，甚则疮疡，胕肿，肩背、臂臑、缺盆中痛，肺胀满膨膨而喘咳。如少阳司天，火淫所胜，民病头痛，发热恶寒而成疟，其兼证皮肤热痛，色变黄赤，咳唾血溢，热中，仰息，传而为水，身面胕肿。如阳明司天，燥淫所胜，寒清于中，感而成疟，其兼证，左股胁痛，咳而腹鸣，注泄，骛溏，甚则心暴痛，不可反侧，嗌干，面尘。如太阳之胜，凝溧且至，民病疟，其兼证寒厥入胃，内生心痛，阴中乃疡，隐曲不利，筋肉拘苛，血脉凝泣，目如脱，寒入下焦，传为濡泻。如少阴之复，燠热内作，民病寒热，其兼证振栗，谵妄，寒已而热，肤痛，暴喑，少气，骨痿，膈肠不便，外作浮肿。如少阳之复，大热将至，民病疟，其兼证鼓栗寒极，寒极乃热，血溢，血泄，少气，脉萎，嗌络焦枯，渴饮水浆，上为口糜，下为䠯肿，赤黄色变，小便数而欠也。顾营运相袭，及主客之加临，亦莫不以暑热为本因，营舍为标见。但所显证形，皆属脏化，所谓病所胜之脏，承所不胜之气故也。制方施治，各有宜忌，高则抑之，下则举之，有余折之，不足补之，佐以所利，和以所宜，同则异之，异则从之，治寒以热，治热以寒，所以顺流行，安主客，而适寒温也。设不察时令与流行主客之差别而概治之，甚至早加禁截，多令暴亡。所谓中运行者十全五，中天刑者无一生，行伤脏故也，可不慎欤。

颐性生木鲁，不敢强作臆说，以资观听，谨从经论，详别因证之常变，衍疏成编，聊备参考，岂漫云著述乎。况未尽实多，千里比肩①，端祈指驳。

---

① 千里比肩：指地位同等之人。《战国策·齐策三》："寡人闻之，千里而一士，是比肩而立；百世而一圣，若随踵而至。"

芷园素社痎疟疏方

计录方三十八则，聊备因证之常，其变乘气运，先贤未经诠则，颐又何敢妄参，或借此化而裁之。则海内诸方，多堪择用，诚神而明之，则存乎其人焉尔。至于拣选药石，从上古人，不惟审方域，辨气候，必蓄司岁孕生之物，以备一纪之需，恐失所精专，难以待从逆反佐，遂苦欲补泻也，但世苦绵力，七年之病犹难三年之艾①，况品物咸具者乎。是以雷公精参炮炙，以补不逮，设并弃置勿遵，更或良楛不侔②，直欲制梃而挞坚利，乌乎可！

疟主方

诸方分两，已从古方裁减，或三之二，或五之四。设更欲增损，须谅因证之微甚，以为去就。然方大病易除，方小病难已也。

白虎青龙各半汤

柴胡取银州者，去须及头，用银刀削去黄薄皮少许，粗布拭净，剉细，勿令犯火，七钱　升麻不经雨旸者，形色翠碧，削去皮，用黄精汁浸一宿，曝干，剉，蒸，再曝，三钱　葛根取洁白肥嫩者，

---

① 七年之病犹难三年之艾：比喻凡事未及时准备，事到临头再想办法即来不及了。出自《孟子·离娄上》："今之欲王者，犹七年之病，求三年之艾也。"

② 良楛不侔：楛，粗劣不坚。侔，相等，齐。形容好坏有差别。刘禹锡《昏镜词引》："或曰，良苦之不侔甚矣。"

用雪水，或秋露润透，切片阴干，九钱　羌活去头，细剉，以淫羊藿拌，泡三日，曝干，去藿，五钱　防风勿用叉头叉尾者，叉头令人发狂，叉尾发人痼疾，取肥大柔润，色黄通理者，剉细，五钱　甘草取黄中通理者，去头尾尖处各四五寸，仅取中节，切作寸许长，入磁器中，好酒浸蒸，从巳至午，取出曝干，剉细，七钱五分　知母槐砧上剉细，干木白杵捣数千下，勿犯铁器，七钱　石膏取洁白如束针者，研极细，用甘草水飞三遍，澄清去水，晒干再研，三两　桃仁去皮，同白术、乌豆，置磁器中，煮三伏时，取出，劈开，心黄如金色为度，曝干，捣烂，五钱　红花粟米泔浸片刻，取出，用布袋绞去黄汁，青蒿拌覆一宿，晒干，三钱五分　猪苓铜刀削去黑皮，切作薄片，用东流水浸一宿，取出剉细，以升麻叶对拌，蒸一日，去叶，曝干，如无叶，即升麻亦可，九钱　鲮鲤甲取近尾甲，好酒浸一日，择高洁地上，掘一土穴，用炭火烧赤，置甲于穴内，以净瓦覆之，瓦上实土，勿令气泄，俟冷取出，研碎，另掘一土穴，埋甲过宿，次早取用，五钱五分　粳米一合，淘净

　　上十三味，以水三升五合，先煮粳米减半升，去粳米，同诸药煮取升半，去滓，分三服，露置星月下高洁处，横刀其上，寅卯时，取初服再煮数沸。俟病者睡熟，推醒服，服毕莫共人语，覆盖，取微似汗。二服，未发前半时许服，服毕，温覆，勿使寒栗大作，热亦渐减。三服，发后半时许服，服毕，再半时许。方啜热粥饮盏许，以充营卫。勿食他物，损伤药力也。

痎转方（主方同疟）

篁竹螵蛸汤

篁竹叶取向东枝叶，摘去虫蚀及有虫卵秽迹者，东流水洗净，三两　海螵蛸取洁白轻脆、重重有纹如通草者，用血卤作水浸之，并煮一伏时，取出，掘一土穴，烧通红色，入螵蛸在内，经宿去出，研作粗末，五钱　常山连根苗收采者良，临用时，去苗，以甘草剉碎，用东流水润湿，同拌，蒸半炷香，勿令气泄，俟冷去甘草，曝干，再用好酒润一宿，取出曝干，熬捣，七钱　秫米三百粒，淘洗石膏三两，修事同疟主方

上五味，以水三升，置铜器中，浸露星月下，高净处，横刀其上，黎明取药。于病者卧榻之侧，缓火煎取升半，分温三服。清旦一服，未发前食顷一服，临发一服。三服讫，静室中温覆卧，当一日勿澡洗，并用药汁涂手足心，及心胸头面，滓亦置枕伴，令闻药臭。过时不发，乃澡洗进食。

太阳二方

桂枝柴胡各半汤

桂枝去皮，勿令犯火，三钱　芍药去黄赤皮一层，用蜜水拌蒸三次，曝三次，焙干，剉碎，五钱　大枣取肥大多液者四枚，连核劈开　生姜切片，七钱　柴胡九钱，修事同疟主方　黄芩取中腐心黑者佳，用腊水或梅水浸一宿，取出，蒸半炷香，曝干剉用，七钱半夏每一两，用白芥子末七钱，醇醋四两，搅浊数千下，将半夏投

中洗五七遍，再用水漂三遍，曝干，剉碎，七钱　人参熟参，于饭上蒸透，剉碎，生参去芦，水浸过宿，饭上蒸三次，曝三次，剉碎，五钱　甘草去头尾尖处各三寸，切作五寸长，好酒浸一宿，柳火上缓缓炙，表里皆燥为度，剉碎，六钱

上九味，以水三升五合，煮取升半，分温三服。未发、已发、发后各一服。服法、禁忌法同疟主方。

大青龙汤

麻黄取色青黄，中心空赤者，去节，剉碎，七钱　桂枝去皮，三钱五分　甘草修事同桂枝柴胡各半汤，五钱　杏仁汤润去皮尖，以乌豆、白火石各等分，用东流水同煮，从巳至午，取出捣烂，三十五枚　大枣四枚，劈　石膏修事同疟主方，一两五钱　生姜切，七钱

上七味，以水三升五合，先煮麻黄减半升，去上沫，纳诸药，煮取一升，去滓。未发前，温服五合，温覆取微似汗，得汗停后服。

阳明三方

桂枝一白虎二汤

桂枝去皮，三钱五分　芍药修事同桂枝柴胡各半汤，六钱　生姜切，七钱　大枣四枚，劈　粳米一合，淘洗　甘草修事同桂枝柴胡各半汤，七钱五分　石膏修事同疟主方，二两五钱　知母修事同疟主方，七钱五分

上八味，以水三升五合，先煮粳米减半升，去粳米，纳诸药，煮取升二合。分温二服，未发、临发各一服。

鳖甲煎丸

鳖甲取绿色九肋者，东流水洗去甲外黑皮、甲里皮膜，柳火上缓缓炙令黄色，三两　乌扇即射干，用米泔浸一宿，取出，以篁竹叶同东流水煮之，从午至亥，待冷，去叶，曝干，七钱五分　黄芩修事同桂枝柴胡各半汤，七钱五分　柴胡修事同疟主方，一两五钱　鼠妇柳火上置一新瓦，熬令黄色，七钱五分　干姜市肆者非曝干，即阴干，其力微，其气浊，不堪入药。其法用东流水淹三日，去皮，置流水中漂六日，更刮去皮，然后曝干，置瓷缸中酿三日乃成，其气清，其力胜，为效弥速也，七钱五分　芍药刮去皮一层，先用蜜水润透，再用好酒润，蒸、曝三次，一两二钱五分　大黄取文如水纹斑而紧重者，到片蒸之，从巳至未，曝干，又洒腊水蒸之，从未至亥，凡七遍，曝干，却洒淡蜜水，再蒸一伏时，形如乌膏样，乃曝干入药，一两二钱五分　桂枝去皮，七钱五分　葶苈同糯米合置燠上，焙令米熟，去米捣碎，三钱五分　石韦去黄毛极净，否则射入肺，令作咳逆，难疗也，七钱五分　厚朴取紫赤辛烈者，刮去黄褐粗皮，每一两，用生姜自然汁五钱，涂炙令尽，七钱五分　牡丹铜刀去心，好酒拌蒸，从巳至未，曝干，一两二钱五分　瞿麦只用萼壳，勿用茎叶，设同用，令人气喧，及小便不禁也。修事，用苦竹沥浸一伏时，取出曝干，五钱　紫薇好酒润曝三次，七钱五分　半夏用白芥子末入酽醋中，频搅令匀，投半夏，洗去涎，再以水漂，曝干，三钱五分　人参饭上蒸熟，三钱五分　䗪虫柳火上置瓦，熬令黄色，一两二钱五分　阿胶先以猪脂浸一宿，取出，柳木火上炙燥，研细，七钱五分　蜂窠用鸦豆同拌，蒸之，从巳至未，取出，焙干，研细，一两　赤硝即硝石，言赤桂者谬矣。用东流水煎三炷香，倾瓷盆中，俟凝结盆底取用，三两　蜣螂蒸一炷香，焙干，去头足，

再于柳木火上，隔瓦炙黄色，一两五钱　桃仁汤润去皮，同乌豆、白火石，煮令中心黄金色为度，曝干，五钱

上二十三味，除鳖甲及另研末外者，诸药共作细末，取锻灶下灰一斗，清酒一斛五斗，浸灰于酒内，候酒尽一半，即用细布绞去灰，着鳖甲于中，煮令泛烂如胶，再绞取汁，纳诸药煎，为丸，如桐子大。空心服七丸，日三服①，渐增至二十一丸。

调胃承气汤

大黄去皮，清酒洗润一宿，曝干，二两　甘草去头尾尖处，切作五寸长，少用酒润，柳火上炙令黄色，剉碎，一两　芒硝东流水煎数百沸，泌去脚，倾盆中，俟凝结盆底取用，四两

上三味，以水二升，煮取大黄、甘草八合，去滓，纳芒硝，更上火微煮令沸，少少温服之。

少阳一方

小柴胡汤

柴胡去头芦，削去黄薄皮少许，拭净，剉碎，一两五钱　黄芩取中空者，用东流水润透，蒸半炷香，曝干，剉碎，七钱　人参饭上蒸熟，三钱　甘草去头尾，酒润，炙令黄色，剉碎，五钱　生姜切片，五钱　半夏一合，用白芥子末半合，酽醋二合，搅数百下，投半夏于中，洗五七遍，再用水漂，曝干，剉碎　大枣三枚，劈

上七味，以水三升，煮取二升，去滓，再煎取升半，

---

①　服：原作"丸"，义不通，据"丁氏刻本"改。

分温三服，未发、已发、发后各一服。

太阴二方

小建中汤

桂枝去皮，六钱　甘草去头尾，酒润，炙黄，剉碎，四钱　大枣四枚，劈　芍药削去皮一层，蜜水润透，蒸、曝三次，剉碎，一两二钱　生姜切，六钱　胶饴二合

上六味，以水三升，煮取一升，去滓，纳胶饴，更上微火消解，分温二服。未发、将发各一服。呕家、酒家不宜服。酒、呕家不喜甘故也。当去胶饴，仅用桂枝汤主之。

桂枝倍芍药加大黄汤

桂枝去皮，六钱　芍药削去皮一层，蜜水润、蒸三次，曝三次，剉碎，一两二钱　大黄清酒洗，七钱　生姜切，六钱　甘草去头尾，酒润，炙黄色，四钱　大枣四枚，劈

上六味，以水三升，煮取升二合，去滓，分温两服，未发、临发各一服。

少阴一方

柴胡加细辛汤

柴胡去头芦，削去黄薄皮少许，拭净，剉碎，一两　黄芩取中空者，用流水润透，蒸半炷香，曝干，剉碎，七钱　人参饭上蒸熟，三钱　甘草去头尾，酒润，炙令黄色，剉碎，四钱　生姜切，六钱　半夏一合，用白芥子末半合、酽醋二合搅浊匀，投半夏，洗数次，再

以水漂，曝干，剉碎　　大枣劈，四枚　　细辛取北地，一根只一叶，茎柔根细，端直而长，色紫味辛，嚼之习习如椒者，始真。修事，拣去双叶者，切去头上子，以瓜水浸一宿，曝干，剉碎，三钱

上八味，以水三升，煮取二升，去滓，纳细辛，再煎取升半，去滓，分温三服。未发、已发、发后各一服。

厥阴二方

四物加苦楝附子柏皮汤

当归去芦头，好酒浸一宿，曝干，七钱　　芍药去粗皮一层，蜜水润，蒸曝三次，六钱　　干地黄用砂仁拌，蒸一伏时，七钱　　芎藭东流水润透，剉片，拌青蒿蒸一炷香，曝干，六钱　　苦楝子柳木火上置瓦，焙干，再用好酒拌蒸令透，待皮软，去皮核，取肉，水煮一伏时，曝干，六钱　　附子取重一两六七钱者，用生熟汤浸半日，勿令气泄，取出，以白灰裹之，数易令干，外裹大麦面，于柳木灰中炮令皮拆，待冷去面，去皮破开，三钱　　黄柏取厚寸许者，去粗皮，每两用蜜三钱，和水涂，炙令尽，色黄为度，七钱

上七味，以水三升，缓火煮取二升，去滓，再用缓火煎至升半，分温三服。未发、已发、发后，各一服。

乌梅丸

乌梅八十枚，用苦酒浸一宿，去核，置甄内，藏三升米中，蒸至米熟，取出捣如泥　　细辛取北地一根只一叶，端直极辛者，瓜水浸半日，曝干，一两二钱　　干姜取如法修事，白干姜，一两　　当归去芦头，用全身，少去尾，酒浸一宿，曝干，剉碎，一两　　黄连去芦及毛，用浆水浸二伏时，取出，于柳火上焙干，剉碎，三两二钱

附子一两二钱，修事同上方　　蜀椒无花作实者曰蜀椒，有花作实者曰花椒。花椒形小而赤，蜀椒形大而紫。修事，去梗及椒瞳闭口者。闭口者有毒，误服令人卒中难治也。先用好酒润蒸，从巳至午，蒸时密固，勿使气泄，蒸足，待无气，取出入瓷瓶中，勿伤风也，逐封固瓶口，于柳木灰火中，缓焙干，俟冷取出，一两　　桂枝去皮，一两二钱　　人参饭上蒸熟，一两二钱　　黄柏去粗皮，用生蜜水浸半日，取出曝，再用蜜涂，炙。每一两，用蜜五钱，炙尽为度，剉碎，一两二钱

上十味，异捣筛各治之，然后和匀，以乌梅膏和药令相得，再入炼蜜少许，纳臼中，杵千余下，丸如梧桐子大，饮汤服十丸，日三服，渐加至二十丸，禁生冷滑物、臭食等。

肺疟二方

桂枝黄芪白薇款冬花散

桂枝去皮，三钱　　黄芪去头上皱皮，蜜水润透，蒸半炷香，取出，炙燥，槐砧上剉碎，五钱　　白薇取山东所产者，柔黄而香，用糯米泔浸一宿，取出曝干，槐砧上剉碎，蒸之，从巳至申，五钱　　款冬花取微见花者良。如已芬芳，则无气力，拣去向里裹花蕊壳，并向里实如栗零壳及树叶，用甘草水浸一宿，却取款冬叶拌蒸一夜，去叶，曝干，三钱　　芍药削去皮一层，蜜水润、蒸三次，曝三次，剉碎，六钱　　石膏研细，甘草水飞，澄，曝，五钱　　知母槐砧上剉碎，干木臼中捣烂，五钱

上七味，为粗末，每服五七钱，水煎服。

秫米常山甘草汤

秫米二百二十粒，淘洗净　常山临用去苗，以甘草剉碎，用东流水拌润，蒸半炷香，俟冷，去甘草，曝干，再用好酒润一宿，取出曝干熬捣，一两五钱　甘草去头尾，好酒浸蒸，从巳至午，曝干，剉碎，三钱

上三味，以水三升，煮取升半，去滓，分温三服，发时令三服尽。

心疟二方

桂枝黄芩汤

桂枝去皮，三钱　石膏研细，水飞，澄，曝，五钱　甘草去头、尾，酒润，炙黄，剉，四钱五分　柴胡去头芦，削去黄薄皮少许，剉，一两二钱　人参去芦，饭上蒸、曝三次，剉碎，四钱五分　半夏用白芥子末，入釅醋中搅匀，投半夏洗三五遍，漂过，曝干剉碎，四钱　黄芩取腐肠者，东流水浸透，蒸半炷香，曝干，剉碎，四钱五分　知母槐砧上剉碎，干木臼中杵烂，五钱

上八味，为粗末，每服五七钱。水煎服，未发、将发、发后各一服。

栀子香豉淡竹叶汤

栀子去壳取仁，用甘草水浸一宿，取出焙干，捣筛为末，十三枚　香豉如法修事者小半合。其法用大黑豆三斗，六月内淘净，沥干，蒸熟，取出摊席上，待微温，以青蒿覆之。每三日一看，待黄衣上遍，即取曝干，筛净，更用东流水拌润，干湿得所，以汁出指间为度，安瓮中，筑实，上以桑叶盖之，厚三四寸，密封以泥，日中曝七

日，取出摊曝一时许。又用秋粳拌入豆内，复安瓮中，曝七日，取出，摊曝一时许，复安瓮中，曝七日，如此七遍，取出蒸之，摊令气歇，复收极净瓷瓮中，筑极实，密封瓮口，一月后即成矣　**淡竹叶**粟米泔洗三遍，切碎，半斤　**甘草**去头尾，蜜水润透，涂酒，炙黄色，剉碎，四钱　**蜀漆**连根收采者佳，临用时去根，以甘草剉细，将东流水润透，拌入蜀漆内蒸之，勿使气漏，俟冷去甘草，取蜀漆剉碎，又拌甘草水，干湿得所，蒸之，俟冷曝干，一两　**常山**临用去苗，同甘草末，水润拌蒸，俟冷去甘草，取常山剉碎，再用好酒拌润一宿，取出熬捣，一两五钱　**鳖甲**取九肋者三两，洗去甲外黑衣，甲里皮肉，置罐中，用酽醋煮干，取出，炙燥剉碎，一两三钱　**石膏**研细，甘草水飞，澄，曝，再研，二两　**乌梅**十枚，汤润去核，入米中蒸烂，焙干

上九味，以水三升五合，煮取升半，去滓，分温三服，未发前，令三服尽。

脾疟二方

小建中汤（方见太阴）

甘草知母鳖甲丸

甘草去头尾，好酒浸蒸，从巳至午，取出曝干，五钱　**知母**槐砧上剉碎，入干木臼内捣烂，一两　**鳖甲**取九肋者，洗去皮肉，酽醋煮透，炙黄色，一两　**常山**临用去苗，用甘草末同水拌蒸，取出，好酒润一宿，三两

上四味末之，炼蜜和丸梧子大，每服十粒，好酒下，未发、临发、正发各一服。

肝疟二方

通脉四逆汤

甘草去头尾，酒润，炙黄色，七钱　干姜取如法修事白干姜，切，一两　葱白五茎　细辛取真北地者，瓜水浸一宿，曝干，剉碎，七钱

上四味，以水三升，煮取一升，去滓，分温再服，其状若死，兼下利脉绝者，加附子五钱，生用。

乌梅白薇细辛丸

乌梅汤润去核，纳米中蒸之，米熟为度，取出曝干，一两　蜀漆临用去根，同甘草末拌匀，水润蒸之，俟冷去甘草，取蜀漆剉碎，又拌甘草水，再蒸半炷香，曝干，一两　鳖甲取九肋者五枚，洗去皮肉，入酽醋煎干，取出炙燥，捣粉，二两　白薇糯米泔浸一宿，取出曝干，槐砧上剉细，蒸之，从巳到申①，曝干，一两　女萎竹刀刮去皮节及须，蜜水浸一宿，取出，蒸一炷香，焙干，一两一钱　知母剉碎，干木臼内杵捣，一两二钱　苦参糯米浓泔浸一宿，其腥秽自浮于水上，重重淘过，即蒸之，从巳至申，曝干，剉碎，一两　常山临用去苗，同甘草末水润蒸之，俟冷去甘草，取常山剉细，再拌酒蒸之，曝干，一两　石膏取洁白如束针者，入砂罐内，埋柳木火中，煨令红色，取研极细，用甘草水飞过，澄清去水，曝干，二两　甘草去头尾，入瓷器中，用好酒浸蒸，从巳至申，取出曝干，五钱　细辛取北地端直极辛者，用瓜水浸一宿，曝干，八钱　香豉如法修

---

① 巳到申：原作"申到巳"，义不通，据"丁氏刻本"改。

事者，一合

上十二味，为极细末，炼蜜丸如梧子大，酒服十丸，日再渐增至二十丸，饮服亦得。

肾疟二方

桂枝加当归芍药汤

桂枝去皮，六钱　芍药去皮，蜜水蒸、曝三次，一两　甘草去头尾，酒润，炙，四钱　生姜切，六钱　大枣四枚，劈　当归去芦头及尾少许，酒浸一宿，曝干，剉，一两

上六味，以水三升，煮取升半，去滓，分温三服，未发、将发、发后各一服。

葱白香豉汤

葱白洗净，一握　香豉如法修事者，四合　箽竹叶取东畔枝叶，拣去虫蚀及有虫卵秽迹者。东流水洗净，切，半升　乌梅十枚，汤润去核，藏米中蒸烂　常山临用去苗，同甘草末，水润拌蒸，俟冷取出，去甘草，剉碎，酒润一宿，熬捣，一两五钱

上五味，以水三升，煮取二升，去滓，分温三服。未发前令三服尽。

胃疟二方

桂枝二白虎一加芍药黄芩牡桂汤

桂枝去皮，三钱　芍药去皮，蜜水蒸，曝三次，剉碎，六钱　生姜切，三片　甘草去头尾，酒浸，蒸，炙令黄色，四钱　大枣

三枚，劈　**粳米**半合，淘净　**石膏**研细，甘草水飞过，澄，曝，一两五钱　**知母**槐砧上剉碎，干木臼中杵捣，五钱　**黄芩**取腐肠者，东流水润透，蒸之，曝干，六钱　**牡桂**取厚寸许，色紫赤，味辛甜者，去内外粗皮一层，剉碎，勿令见火，三钱

上十味，以水四升，煮取升半，去滓，分温三服，未发、将发、发后各一服。

藜芦丸

藜芦去头，用糯泔汁煮之，从巳至未，熬黄色，一两　**皂荚**新汲水浸一宿，铜刀削去皮，每二两用乳酥一两，反复炙令黄色，捶去子弦，一两　**牛膝**去芦，用黄精汁浸一宿，焙干，一两　**常山**临用去苗，同甘草末，水拌蒸之，俟冷取出，剉碎，再以好酒润一宿，捣烂曝干，一两　**巴豆**去壳，敲碎，每一两用麻油并酒各七合，煮干研膏，四钱

上五味末之，炼蜜丸如小豆大，旦服一丸，正发一丸，一日勿饱食，以瘥为度。

温疟二方

桂枝二麻黄一汤

桂枝去皮，四钱　**芍药**削去皮，蜜水蒸曝三次，剉，四钱　**生姜**切，四钱　**甘草**去头尾，酒润，炙黄，剉，三钱五分　**大枣**二枚，劈　**杏仁**汤润去皮，用乌豆、白火石等分，同东流水煮，从巳至午，捣烂，九枚　**麻黄**去节，三钱

上七味，以水三升，先煮麻黄减半升，去上沫，纳诸药，煮取一升，去滓，分温二服，温覆取微似汗，未发前

令二服尽。

款冬白薇茹藘丸

款冬花去向里裹花蕊壳，及向里实如粟零壳，并枝叶。用甘草水浸一宿，再取款冬叶相伴，蒸一夜，曝干，一两五钱　白薇糯米泔浸一宿，取出，槐砧上剉细，蒸之，从巳至申①，曝干，一两一钱　百合用怀生地黄汁，拌润透，蒸半炷香，取出曝干，六钱　知母槐砧上剉碎，干木白杵捣，六钱　地骨皮东流水洗去土，捶去心，用甘草汤浸一宿，焙干，一两　桃仁汤润去皮，用白术、乌豆，同东流水煮至中心黄金色为度，取出捣，八十一枚　玄参入甑内，用蒲草重重相隔，蒸两伏时，曝干，再拌菟丝子末，蒸三炷香，去菟丝子，曝干，入木白内杵捣，六钱　沙参真者多出辽地，形似人参，又似防风，修长黄白，体实有心，心黄而肉白也。同紫菀拌蒸一炷香，去紫菀，曝干，剉碎，七钱　肉苁蓉酒浸一宿，至明，以棕刷去砂土浮甲，破中心，去白膜如竹丝草样者。入甑蒸之，从午至酉，取出，再用乳酥炙透，六钱　鳖甲取九肋者，洗去皮肉，醲醋煮透，柳木火上炙黄脆，一两　蜀漆临用去根，同甘草末，水润拌蒸，去甘草，曝干剉碎，再拌甘草水蒸之，六钱　人参饭上蒸、曝三次，五钱　香豉一合，取如法修事者　乌梅一合，润去核，藏米中蒸烂　银州柴胡去头芦，削去黄薄皮少许，一两　升麻削去粗皮，黄精汁浸一宿，曝干，剉蒸，一两　牡桂去表里皮，取心，五钱　常山临用时去苗，同甘草末，水润拌蒸，去甘草，剉碎，再用酒润一宿，一两　前胡削去苍黑皮及芦头，细剉，以甜竹沥，浸令润，曝干，一

---

① 从巳至申：原作"从申至巳"，义不通，据《雷公炮炙论》："凡采得白薇后，用糯米泔汁浸一宿，至明取出，去髭了，于槐砧上细锉，蒸，从巳至申出用"改。

两　　海螵蛸用血卤煮一伏时，取出，择高洁地上，掘一土穴，用炭火烧通红，少停，置螵蛸于穴中，上以瓦覆之，次早取出，一两七钱，拌雀卵十枚，曝干为度　　茹藘即茜根，勿用赤柳草根，但形相似而味酸涩。误服令作内障。修事，去薄皮少许，以极大鳊鱼去肠，纳茹藘于腹内，蒸至鱼熟，取出曝干，再换鱼。又如前蒸曝法，凡七遍。剉碎，一两七钱

上二十一味，为末，炼蜜，丸如梧子大，空心煎细茶下三十丸，日三服。

寒疟一方

麻黄二桂枝一小青龙一汤

麻黄去节，五钱　　杏仁润，去皮，同白火石、乌豆煮之，从巳至午，捣烂，二十七粒　　桂枝去皮，三钱　　甘草去头尾，酒润，炙黄色，三钱　　芍药去粗皮，蜜水蒸、曝三次，三钱　　生姜切，三钱　　细辛北地者，瓜水浸一宿，曝干，三钱七分　　半夏小半合，用酽醋搅白芥子末，投半夏，洗令涎尽，再以水漂　　五味子取北地极肥大者，以铜刀分作两片，用蜜浸蒸，从巳至申，更以浆水浸一宿，焙干，四十九粒　　干姜三钱，取如法修制白干姜

上十味，以水三升，先煮麻黄数沸，去上沫，纳诸药，煮取一升，去滓，分温二服，未发一服，温覆取微似汗，得汗停后服。

瘅疟三方

女萎石膏汤

知母槐砧上剉碎，干木白中杵烂，一两三钱　　石膏研细，甘草

水飞过，澄，曝，三两，绵裹　**甘草**去头尾，蜜润透，炙黄色，一两　**粳米**一合，淘净　**牡桂**去表里皮一层，一钱　**女萎**铜刀削去皮节及须，蜜水浸一宿，取出，蒸一炷香，焙干，二两七钱　**箽竹叶**采东畔枝叶，拣去虫蚀及有虫卵秽迹者，东流水洗净，一升

上七味，以水五升，煮至米烂，去滓，纳诸药，煮取二升，分温二服，温覆令微似汗，汗出者愈。

葛根猪苓汤

　　葛根用雪水或秋露润透，阴干，剉碎，一两　**猪苓**削去黑皮，切作薄片，东流水浸一宿，取出剉片，用升麻叶拌蒸一日，去叶，曝干，如无叶，升麻亦可用，五钱　**泽泻**剉碎，酒浸一宿，取出曝干，五钱　**茯苓**捣细，水飞去膜，澄清，曝，五钱　**滑石**取洁白者，以竹刀刮净，研如粉，每两用牡丹皮二两同煮三炷香，去牡丹，以东流水淘过，曝干，七钱　**石膏**煅赤，研细，甘草水飞过，澄，晒，再研，一两　**阿胶**五钱　**地骨皮**东流水洗净，刷去土，捶去心，甘草水浸一宿，焙干　**栀子**去壳取仁，用甘草水浸一宿，取出曝干，捣筛为末，五钱

上九味，以水四升，先煮八味，取升半，去滓，纳阿胶烊消，分温二服。

栀子栝萎汤

　　栀子五钱，修治同上方栝　**萎根**取大三围者，去皮，捣烂，以水澄粉，曝干，七钱　**香豉**小半合，取如法修事者　**淡竹叶**东流水洗，切，小半升　**葛根**秋露润透，阴干，剉碎，一两一钱　**猪苓**削去粗皮，切片，东流水浸一宿，取出，同升麻、麻黄等分，水润，拌蒸一炷香，勿令泄气，去升麻、麻黄，曝干，九钱　**滑石**一两，修

事如上方　牡丹皮铜刀削去骨，剉碎，同桃仁等分，酒润，蒸曝三次，去桃仁，七钱　知母槐砧上剉碎，干木臼中捣烂，五钱　生姜切，七钱

上十味，以水三升五合，煮取升半，去滓，分温三服。

牝疟二方

蜀漆散

蜀漆临用去根，用甘草末拌蒸一炷香，去甘草，柳火上炙燥，另作细粉　云母烧二日夜，研作细粉，埋深土过宿　龙骨香草汤洗两度，捣粉，绢袋盛之，另取云母粉，护袋外，蒸两炷香，取出，悬井面上过宿

上三味，取净末各等分，未发前，水浆服方寸匕。

牡蛎汤

牡蛎以盐水煮一伏时，再入火中煅赤，研粉，一两五钱　麻黄去节，一两　蜀漆临用去根，汤浸一宿，同甘草末润蒸之，俟冷，去甘草，剉碎，再拌甘草，水润过宿，曝干，八钱。如无蜀漆，以常山代之　甘草去头尾，酒浸蒸之，从巳至午，曝干，剉碎，五钱

上四味，以水三升，先煮蜀漆、麻黄，减一升，去沫，纳诸药，煮取一升，先饮半升。得即吐，再饮之。

冬病一方

藿香正气散（此方四时咸宜）

大腹皮温汤洗净，曝干，用生姜汁拌，蒸一炷香，曝干，三两

白芷去皮，以黄精汁拌润，蒸一伏时，曝干。今市卖者，皆用石灰拌蒸，更拌石灰收藏，服之为害甚深，慎之慎之，三两　茯苓去皮为末，水飞去膜，澄，曝，三两　苏茎叶东流水洗，曝干，三两　真藿香东流水洗，曝干，三两　厚朴取厚寸许及色赤气烈者，去粗皮，每一两，用姜汁五钱，涂炙令尽，二两　白术米泔浸一宿，取出，拌山黄土，蒸、曝七次，二两　广橘皮去白，剉细，以鲤鱼皮裹一宿，至明取用，二两　桔梗去头上尖硬处四五分，并两畔附枝，于槐砧上剉细，用生百合捣膏，同投水中，浸一伏时，滤出，缓火焙干。每桔梗一两，用百合六钱，二两　半夏用白芥子末，搅酽醋内令匀，投半夏，洗三五次，再以水漂，曝干，二两

上十味，捣作极细末，每服三钱，姜三片，枣一枚，煎汤服，日二服，未发一服，发后一服。

春病一方

柴朴汤

柴胡去头芦及黄薄皮少许，剉碎，二钱　独活剉碎，以淫羊藿拌浥二日，曝干，去藿，二钱　前胡削去苍黑皮及芦头，剉碎，以甜竹沥浸令润，曝干，二钱　黄芩取腐肠者，东流水润透，蒸半炷香，剉碎，曝干，二钱　茅山苍术去芦及须，糯米泔浸透，削去黑皮，再用米泔浸一宿，取出，曝干，剉碎，同脂麻拌炒黄色，去脂麻，二钱　厚朴二钱，修事同上方　广橘皮二钱，修事同上方　半夏曲二钱，取如法修者。其法用白芥子末，入酽醋内，搅令匀，投半夏洗三五遍，水漂过，曝干，末之，用生姜汁和匀，捏作饼，上下覆苍耳叶，如造曲法，俟黄衣上遍，曝干收用　白茯苓二钱，修事同上方　藿香二钱，洗　甘草一钱，修事同上方　生姜三

钱，切

上十二味，以水二升，煮取一升，五更一服，未发前一服。气弱人，加人参一钱，白术二钱。

夏病二方

白虎汤

石膏研碎，甘草水飞，澄，曝，四两　甘草去头尾，酒润，炙黄色，三钱　知母槐砧上剉碎，干木臼中捣烂，一两三钱　粳米一合，淘

上四味，以水三升五合，先煮粳米减半升，去滓，纳诸药，煮取升半，去滓，分温三服。

竹叶石膏汤

竹叶一把，采东畔枝叶　石膏三两，修事如上方　半夏半合，用白芥子末，搅入酽醋内令匀，投半夏洗三四次，水漂，曝干，剉碎　甘草三钱，修事如上方　麦门冬不必去心，杵烂，二两　人参饭上蒸、曝三次，七钱　粳米一合，洗

上七味，以水四升，煮取二升，去滓，纳粳米，煮令米熟成汤，去米，分温三服。

病久不愈四方

鳖甲煎丸（方见阳明）

蜀漆丸（方见牝疟）

牛膝汤

牛膝取肥大长数尺者，去芦，剉碎，用黄精剉片同拌，蒸一炷

香，去黄精，曝干，四两

上一味，以水四升，煮取二升，分温二服，未发时一服，临发时一服，用好酒二升，煮取亦善。

丁香酒

丁香勿令犯火，竹刀切片，一钱　槟榔头圆矮毗者为榔，形光紫纹者为槟，槟力小，榔力大也。凡使用槟，择稳正而坚，有锦纹者，以竹刀削去底，细切之，勿令经火，四钱　乌梅取肥大者，汤润去核，藏米中蒸熟，三枚　常山临用去苗，剉片，三钱，甘草水润蒸一次，取出，再用人参三钱，拌匀，水润一宿，饭上蒸，饭熟为度，去人参，曝干

上四味，盛一绢囊内，用好酒两碗浸之，从巳至夜，露置星月下高洁地，横刀其上，临发日寅卯时，徐徐服。如无量人，作数次服完。如胃寒人，仅可重汤微温，但不宜热服，恐作呕逆也。服毕，温覆极暖，静室中卧，当一日勿澡洗。过时不发，方进糜粥，避风七日。设不瘥再作，服如前法。

上录诸方，皆古人成案，各有深意存焉。盖人之病，或有证同而因异，或有因同而证异，或有因证似是而非，或有因证似非而是者。故所贵在尽察因证之常变，及探索古人所以立方之绳则，则我亦可以效法处方，矧有古方之可循者乎。否则颐惧其操方以希合也。合，其幸；不合，且以病试方矣。颐窃于此，颇三致意。

跋

　　伤寒之疾本于风寒，而痎疟本于风暑。寒暑相反，若风马牛不相及也。今之医者有伤寒转疟疾、疟疾转伤寒之说。未详本自何书，而千口雷同，习焉不察。读晋公《痎疟论疏》，其论风气独盛，绝无暑象。一则深辟世人谓伤寒转而成疟之谬，深切显明，真足以醒群蒙之聋瞽者矣。友人娄荆川深契是书之奥，有久疟未愈者，按其六经脏腑所属而治之，应手取效，益信此书足珍也。或者訾其抄撮《灵》《素》陈言，《金匮》旧方，无一新奇创获之快论妙剂者，此直睡人喑呓①语耳。乌足与之深论耶。

乾隆甲申七月辛亥朔　　钱江王琦书

---

①　喑呓（ānyì 安艺）：说梦话。《列子·周穆王》："眠中喑呓呻呼，彻旦息焉。"

总 书 目

I

本　草

III